Miriam Hernández Artigot

Enfermera, canalizadora y Terapeuta del Alma y Vidas Pasadas.

Dedica parte de su tiempo a escribir mientras canaliza.

Ha escrito manuales para adultos y niños para ayudarles a evolucionar en sintonía con la nueva frecuencia vibratoria de la Tierra.

En su web www.terapiadelalma.com.es se pueden leer artículos y ejercicios prácticos para la comprensión de situaciones espirituales y terrenales.

De una manera clara, sencilla, eficaz y junto a sus guías, nos ayuda a través de la práctica a desenvolvernos a diario con las energías que nos acompañan.

Publicaciones
- Manual para descubrir tu propósito de vida
- Autodescubrimiento personal para niños
- Manual para vivir conscientes
- Manual para ser

Descúbrelas todos en:

http://terapiadelalma.com.es

Depósito legal: Z 491-2016

ISBN 13: 978-1535373135

Índice

Agradecimientos

Este manual va dedicado con mucho cariño a Ángel Manuel Monreal Clavería, quien con su paciencia, su comprensión y su amor incondicional me aportó con su ejemplo diario una de mis mayores lecciones de vida. Le agradezco que en todo momento me haya ayudado en la realización de este manual.

Agradezco también a la familia el compartir conmigo su camino, pues son los mejores maestros para el crecimiento personal y los mejores acompañantes que se han prestado con su alegría a animarme en mi misión de escribir manuales conscientes. Gracias a mi hermana Ivana, Patricia, y gracias Mamá (Pilar Artigot Murillo) por prestar vuestro tiempo de manera consciente para mi desarrollo, mi bien mayor y el de los demás.

Estoy muy agradecida a l@s amig@s que me han acompañado en este camino evolutivo, muy especialmente a Deborah Gimeno que con sus palabras y ánimo siempre me ha hecho sentir entusiasmo y pasión por cuanto hacía. ¡Gracias Deboh!

Y sobre todo, dedico este manual a mi "equipo de escritura", mis guías, y a todas las personas que han bajado a evolucionar a la Tierra por compartir esta vida conmigo.

A todos, ¡GRACIAS!

Prólogo

Este manual está escrito para hacernos recordar como vivir desde el amor, como seres conscientes. Estamos en una época en que la vibración de la Tierra y de los que habitamos en ella está en aumento y por ello necesitamos estar en sintonía con esa energía, de lo contrario nos sentimos tristes, decaídos, sin ilusión, desequilibrados...

Ahora están surgiendo nuevos métodos para ayudar a la humanidad en este tránsito energético. Uno de ellos es este manual, que forma la base de cómo empezar a vivir conscientes, en armonía con el universo y con nosotros mismos.

La importancia de lo que descubriréis aquí no solamente está en el cambio positivo que experimentaréis de manera individual, sino en el cambio que se producirá a vuestro alrededor, y en consecuencia, como una cadena, ayudaremos a aumentar la vibración general de las personas que nos rodean, del planeta Tierra, el universo...

Estos ejercicios prácticos, se han realizado con todo el amor de mis guías quienes me propusieron escribirlo. Al hacerlo, he sentido serenidad, alegría y satisfacción. Sé que hay mucho más camino a partir de aquí, pero al realizar estas pautas para recordar "a sentir", para limpiarnos de energías de baja frecuencia y para amar, habremos dado el paso hacía la energía del respeto, el equilibrio, la amistad, la armonía..., en definitiva, habremos aumentado nuestra frecuencia vibratoria con el beneficio que conlleva.

Para ello, empezaremos por nosotros mismos, por hacer lo mejor por nosotros, y poder ofrecer lo mejor que llevamos dentro.

¿De qué nos sirve vivir conscientes?

Vivir conscientes significa vivir desde el ser, desde el corazón. Es vivir felices. Es vivir en comprensión, y en unión con todo y todos. Es permanecer en equilibrio.

Es la manera de vivir prósperos y según la misión de nuestra alma, sintiéndonos dichosos y disfrutando de las lecciones aprendidas.

Para ello solo hay que recordar cómo hacerlo, y este manual nos da las bases para empezar a recordarlo.

> Para vivir conscientes hay tres cosas que debemos aprender o recordar:
> aprender a perdonar, aprender a eliminar culpa y aprender a amar.

Y eso es lo que vamos a hacer ahora a través de ejercicios prácticos.

Los ejercicios están para ayudar. No se exijan hacerlos tal cual los lean y háganlos sólo si lo sienten.

Espero que los disfruten y comprendan el sentido de la importancia de vivir conscientes, desde el sentir, y desde el amor incondicional que habita en nosotros.

¿Para qué perdonar?
¿Para qué amarnos?

> En el perdón esta la curación

Si aprendiéramos a gestionar las emociones desde pequeños, no haría falta perdonar. El perdón hace falta cuando culpamos a alguien porque nos ha hecho daño o nos culpamos a nosotros mismos de hacer algo que consideramos malo.

En cambio, si actuamos con amor y conscientes, es una manera de actuar que nos produce satisfacción interior. Pero no hablamos del amor que conocemos la mayoría, sino amor incondicional. Un amor que no te pone condiciones para amarte. *"Me amo si soy capaz de hacer este trabajo, me amo si estoy delgada y sin arrugas, o te amo si haces o actúas como me gusta a mí y si no me enfado"*. Esto, no es amor.

El verdadero amor es aquel que te valora en el momento actual, en el presente, sin tener en cuenta tu pasado. Aquel que confía en ti en cada momento, que no espera nada de ti porque simplemente te ama por «ser», no por «hacer».

La culpa va unida a las acciones sin amor

Es importante saber que la culpa es una emoción negativa que va unida a todo acto que no lleve amor.

En realidad la culpa no existe. Es algo inventado para sentirnos mejor los humanos. Solo existen situaciones gestionadas sin amor, con inconsciencia. Aunque nos sintamos atacados por alguien, dependerá únicamente de nosotros que nos afecte. Por eso, no culparemos a nadie por sentirnos mal, pues en realidad, somos nosotros quienes decidimos sentirnos así.

Si actuamos sin amor por ejemplo y hacemos daño a alguien conscientemente, no nos sorprendamos si alguien luego nos trata mal, porque estará haciendo esa otra persona algo que ya habremos hecho nosotros anteriormente. Entonces, no podrás culparle de ello sin antes culparte a ti. Por eso, la base de todo está en la comprensión. Comprender "para qué" me está pasando esta situación y recoger el aprendizaje que hay en cada momento.

Aclarados estos conceptos de amor incondicional y culpa, es muy importante aprender a amarnos.

Cómo aprender a amar y amarnos

Para ello, solamente hay que hacer una sola cosa. Guiarse por el corazón. ¿Y como nos guiamos con el corazón? Escuchándolo. ¿Y cómo lo escuchamos? En el silencio.

La gente teme la soledad, pero sólo es en ese silencio donde se encuentran las respuestas acertadas que necesitamos para nuestra evolución.

Deberíamos dedicarnos unos minutos cada día para estar con nosotros, en nuestra compañía.

Hay una práctica sencilla que nos conecta a nosotros mismos cuando nos despertamos.

Consiste en prestar atención al centro de nuestro pecho, al corazón, e imaginar cómo se ilumina y brilla cada vez más en color blanco. Después, ampliar esa luz iluminando todo nuestro cuerpo, y continuar iluminando más allá de nuestro cuerpo físico hasta tres metros aproximadamente, de manera que nos sintamos por dentro y por fuera envueltos en esta luz.

Este ejercicio realizado lentamente nos ayudará a estar más conectados con nuestro ser, con el corazón y actuar de manera consciente desde el inicio del día.

Pautas diarias para aprender a amarnos

Hay varias pautas diarias que podemos seguir.

Ámate desde ya

Lo primero de todo, hay que dejar de juzgarse por el pasado y saber que somos capaces desde ahora de crear nuestra maravillosa historia de vida con nosotros mismos y con los demás seres del planeta.

Nos miraremos todos los días al espejo y nos repetiremos, "me amo, me amo, me amo", pero sin valorar nuestro físico sino nuestro interior como el ser maravilloso que somos.

Mientras queramos un cuerpo físico distinto al nuestro no estaremos viviendo desde el corazón.

El cuerpo humano es el vehículo que nos permite vivir actualmente en la Tierra como personas. Debemos amarlo y cuidarlo porque nos permite evolucionar. Amarlo significa alimentarlo correctamente evitando productos transgénicos o tratados con químicos nocivos y ayudarle a mantenerse sano con pensamientos de amor y con ejercicio diario aunque sólo sea caminar o bailar, pues la energía siempre está en movimiento y evitamos que se quede estancada.

Dejemos de pensar que dirán o pensarán los demás sobre nuestra apariencia externa. La televisión enseña a diario a valorarnos por determinadas formas o medidas físicas sobre las cuales nunca tendremos el control y causa un verdadero estrés interno al no poder alcanzar nunca las metas de belleza propuestas por los medios de comunicación.

> Ver la televisión, escuchar la radio o leer la prensa se debe hacer de manera consciente.

Es decir, saber que ese anuncio está hecho para provocar en ti el consumo, o que los programas o telediarios están hechos para despertar el morbo, lo negativo y tenernos atados en "su realidad". Si somos capaces de ver o escuchar de manera consciente entonces nos libraremos de muchos conceptos limitantes y negativos que bajan nuestra vibración y la de nuestro hogar.

> El cuerpo responde a lo que piensas y sientes.

Empecemos a tener el control sobre nosotros mismos, sobre nuestros pensamientos, nuestros sentimientos, y sobre nuestros valores, independientemente de los que nos marca la sociedad actual.

> Lo importante es que la base de todo pensamiento y sentimiento sea el amor.

Dejemos de ver nuestro cuerpo como algo externo a modificar y a integrarlo en nuestra vida sin juzgarlo, simplemente amándolo, amándonos.

Este cambio es muy importante en nuestra vida.

Si hay alguna parte de tu cuerpo que no te gusta, dile que la amas, agradécele que te permita evolucionar y aprender lo que es el amor incondicional. Cierra los ojos y siente esa parte en unidad con el resto del cuerpo y de tu ser interior.

Prueba a pintarle corazones o a dibujar figuras hermosas sobre esa zona expresando así tu amor por ella.

Mientras no aprendamos a amar lo que somos, no podremos amar a los demás como se merecen.

Permítete sentirte libre de juicios y prejuicios.

Sentirás una gran liberación y un gran respeto por todo cuando sientas el verdadero amor que hay en ti.

Cuando nos amamos, se nos acercan personas más amables, situaciones más hermosas...etc, pero también habrá otras personas que se alejen de nuestras vidas pues ya no estarán en la misma sintonía.

Empezarás a notar los cambios de amarte y amar a los demás porque la vida fluye mejor, con menos resistencias, con más abundancia, más alegría..., más amor en definitiva.

Ámate por tus palabras

Las palabras y el tono en que las expresamos llevan una vibración.

Si te grabaras cada vez que hablas, al final del día podrías comprobar cuantas palabras sin amor, sin respeto, sin sentido, con enfado y tristeza se dicen en el día. También, cuantas palabras con amor, cariño, alegría, felicidad y con respeto has dicho. Y al recordarlas, recuerda también la reacción que ha provocado en los otros seres, ya sean personas, animales o plantas, y que sensaciones o emociones han causado en ti.

Porque si a una planta tú le dices todos los días cosas hermosas, relucirá, pero si le dices palabras negativas acabará marchitándose e incluso muriendo por muy bien que la cuides o la riegues. Lo mismo pasa con tu cuerpo.

Y si sabemos que todo en esta vida, hasta lo inanimado tiene energía, cualquier palabra que digamos y su vibración afectará a todo cuanto tengamos cerca, ya sean personas, objetos, animales o plantas. Absolutamente todo habrá captado la vibración de lo que has dicho, incluido tu cuerpo.

Prueba el lenguaje con amor y te asombrarás de los cambios positivos en ti y a tu alrededor.

¡Aumenta nuestras vibraciones al empezar el día!

Ámate por tus actos

Presta atención a cómo actúas a diario y en determinadas situaciones contigo mismo y con los demás.

> Los momentos más conflictivos para nosotros son los mejores maestros para actuar con y desde el amor.

Debemos actuar siempre escuchando al corazón, a nuestra intuición, no según nos dicten otras personas, aunque sea hacer lo contrario. Si por ejemplo, no nos apetece ir a una cena familiar, es mejor no hacerlo y es mejor no obligar a nadie a que lo haga. Ir a disgusto conlleva retener energía negativa. Si aun así no nos guiamos por el corazón y acudimos a esa cena, después en el silencio y pensando en esa situación, habrá que reconocer en que parte del cuerpo se localiza el malestar de haber hecho algo que no sentíamos y enviarle luz de colores brillantes desde el corazón a esa parte del cuerpo. Es una manera rápida y eficaz de eliminar esa emoción negativa. Esta limpieza es superficial y se podrá hacer los dos o tres días después del acontecimiento. Mas tarde, haría falta algo más intenso, como la utilización de algún mineral, o alguna terapia o meditación más profunda sino has podido liberarla.

Si tomamos la decisión de ayudar a alguna persona, haremos aquello que es bueno para ella, no para nosotros. A veces ofrecemos ayuda porque nos hace sentir bien o queremos sentir reconocimiento y podemos esperar siempre que se nos devuelva el favor. Eso no es amor incondicional. Cuando ofrezcamos nuestro tiempo, no debemos nunca esperar algo a cambio. Si tomamos la decisión de ayudar, no es en nosotros en quien debemos pensar principalmente si no en la otra persona y en su bienestar, independientemente de si creemos que sería mejor de otra manera. La elección de ayudar no siempre puede resultar satisfactoria para el que ayuda, pero si ha sido tu decisión y la llevas a cabo, estarás ofreciendo tu amor y es eso lo que recibirás.

Si alguna vez nos toca realizar un trabajo que no nos apetece pero que debemos hacerlo por determinadas circunstancias, dedicaremos con el mayor entusiasmo ese trabajo al universo, al bien mayor de todos, y le daremos las gracias.

Si por ejemplo tienes que limpiar y no quieres, anula el pensamiento negativo por otro que aumente tu vibración:

"Al limpiar mi casa, limpio mi pasado y también se limpia mi alma y mi cuerpo, y me encuentro más sano y vital".

"Al hacer este trabajo crezco interiormente en amor, sanándome y sanando a los demás"...

Verás cómo se te hace más liviano.

Muy importante es también hacer a diario algo que disfrutes mucho o te encante hacer. Siempre deberíamos reservar un tiempo para esto.

Hacer algún tipo de voluntariado, semanal o mensual, ayuda a eliminar karma y a vibrar en sintonías más altas. Si puedes dedicar un poco de tu tiempo, ¡no lo dudes!

No se deben olvidar las relaciones sociales, pero evitemos aquellas que solamente nos hablen de problemas, críticas o juzguen a los demás sin aportar nada bueno, alegre o divertido a la conversación. Esas personas no se aman y podemos permitir que nos afecte su estado de ánimo haciéndonos encontrar cansados o tristes después de una conversación con ellas.

Empecemos también nosotros por no juzgar las acciones de los demás y no criticarlos, pues todos tenemos caminos de evolución distintos. Ama a las personas tal cuál son, sin querer cambiarles. Ámales por la valentía de vivir en la Tierra y no por como actúen, piensen o el dinero o bienes que tengan.

La mejor enseñanza es dar ejemplo con nuestros actos de amor.

Un truco muy bueno para cuando alguien te comenta cosas negativas o te dice *"lo mal que esta la vida, la economía...etc."*, y que no te afecte a ti, es pensar mientras te habla esa persona: *"esa no es mi realidad"*, o *"mi realidad es diferente y llena de amor, paz, prosperidad..."*. De esta manera, sus negatividades y creencias no te influirán, y podrás seguir creyendo en la abundancia, la prosperidad y el bien. Porque cuanto más creamos en ello, más lo atraeremos para nosotros y para todo el planeta Tierra.

Hay personas que se sienten mal por encontrarse prósperos y felices y ver como hay personas que sufren en el mundo. Debemos entender que todos tenemos un camino y que la evolución en la Tierra es distinta para todos. Hasta los que sufren pueden elegir no sufrir. Muchos han decidido vivir esas experiencias en la Tierra y por tanto están haciendo lo que su alma necesita.

Mientras actuemos con y para el bien, y con amor incondicional, estaremos ayudando a todas esas personas que sufren, pues estamos contribuyendo a aumentar la vibración general del planeta Tierra, y a consecuencia la de todos los que habitan en ella.

Ámate por tus pensamientos

Los pensamientos también emiten una vibración. En realidad no hay pensamientos negativos ni positivos, sino pensamientos de diferente frecuencia vibratoria.

Pensamientos que te ofrecen alegría, entusiasmo, satisfacción..., atraerán más de lo mismo.

Cada uno elige qué pensar

De nosotros depende que vibración emitir al pensar.

Si alguna vez nos vemos estancados en un pensamiento repetitivo que nos produce miedo, tristeza o rabia podemos hacer lo siguiente.

Sentados o echados le daremos a ese pensamiento una imagen, una forma o incluso un nombre y le hablaremos firmes y con amor. *"Hola pensamiento, te reconozco, pero ya es suficiente. Basta. Te doy las gracias pero te niego el permiso para seguir en mí. Eres libre para marcharte. Eres luz, y te envío a la luz. Gracias".* Meter esa imagen en un globo, un cohete, un avión...etc, e imaginar que se eleva hacia arriba hasta que llega a la luz y desaparece o explota o se transmuta.

Hay días que nos vamos a dormir con pensamientos negativos por sentirnos mal de no haber podido hacer o terminar lo que teníamos pendiente en el día. Para ello es muy importante la organización. Pero si nos acostamos a la cama con pensamientos negativos, debemos cambiar el pensamiento a positivo diciéndonos:

"No he conseguido hacer todo lo que me había propuesto hoy, pero sí que he conseguido... (y aquí nombrar mínimo tres cosas positivas del día)... charlar tranquilamente con mi amiga que hacia tanto tiempo que no veía, he disfrutado de un paseo más largo y relajado con mi perro, he dedicado más tiempo a mi hijo y me lo agradece con cariño...etc"

Consiste en pensar en lo bueno del día y dormirnos con esos pensamientos.

Esta última práctica de pensar en tres cosas buenas y positivas del día podemos hacerla todas las noches y todas las veces que pensemos en una situación que no nos guste.

Ámate por lo que eres

Muchos de nosotros hemos aprendido a amar lo que tenemos, no lo que somos. Mientras amemos más a lo externo, ya puede ser algo material o a una persona, nunca hallaremos la felicidad. La felicidad no depende de una persona, dinero o un coche por ejemplo, pues cuando desaparecen, seguiremos necesitando más de eso para sentirnos satisfechos.

> Ser felices en cualquier momento y lugar es una elección interna nuestra.

Tampoco encontraremos la felicidad si vivimos en el pasado o anhelando un futuro. Por eso es tan importante eliminar la culpa del pasado y amarse, pues entonces aprenderemos a vivir en el presente. Y es desde el presente donde puedes empezar a crear tu futuro desde el corazón, desde donde eres, no desde lo que tienes. Cuando piensas en ti y en los demás sin tener en cuenta cuánto tienen, cómo visten, donde viven...etc, contribuyes a expandir tu amor, te sientes más conectada contigo misma y libre de juicios que implican baja vibración.

Si en algún momento te ves juzgando a alguien, imagínate a esa persona en tu corazón, ilumínala de luz blanca y dices: *"Me perdono. Te doy las gracias por ayudarme en este momento de mi vida"*. Es suficiente para romper la energía negativa transmitida al juzgarla.

> Si hay algo que no nos guste de los demás, deberíamos mejorarlo en nosotros.

En nuestra evolución aquí en la Tierra vivimos y experimentamos distintas situaciones y experiencias. Entre ellas, la de vivir desconectados para experimentar emociones que nos darán el empuje para crecer interiormente. Vivir desconectado significa creer que todas las situaciones que consideramos negativas o problemáticas en nuestra vida es culpa de otras personas. Culpamos a los demás de lo que llamamos problemas, juzgándolos para sentirnos mejor, pero sin profundizar desde nuestro interior de qué manera yo he aportado para que esto me esté sucediendo a mí.

Si nos sentimos en unión con todo lo que nos rodea, ya sea animales, personas, plantas u objetos, incluidos aquellos que no nos gustan, comprenderemos que ellos, como yo, estamos evolucionando en el mismo sitio, el planeta Tierra, y que si están en mi camino, algo positivo puedo aprender de todos y comprender que juzgarles no me sirve, ya que el juicio es algo creado por las personas para quitarse responsabilidad.

Cuando empezamos a responsabilizarnos de que el lugar y/o el momento en el que me encuentro hoy, y todo lo que me ha ocurrido y me ocurre es por cada decisión, acto o pensamiento que yo he tenido, volvemos a conectarnos con nuestro ser. Empezamos en definitiva a comprender, a recordar que si yo vibro por ejemplo en "comprensión", todo a mi alrededor girará en ese sentimiento.

A partir de aquí, vivimos en conexión con nosotros mismos y a ser consecuentes de nuestras decisiones.

En conclusión, para amarnos, debemos sentirnos en equilibrio cuidando nuestro cuerpo y mente, y lo que entra y sale de ellos.

Conexión en el presente, con tu interior y tu exterior

Hay una práctica cortita pero muy eficaz para sentirte equilibrado en el momento presente con tu interior y con tu exterior.

Puedes realizar este ejercicio cada mañana o cada vez que te sientas desubicado o con alguna emoción que te perturbe.

Se realiza sentado o acostado.

"Imagina tu corazón conectado con el centro de la tierra. La conexión puede ser con un tubo de luz, pero elige tú la manera mas eficaz para ti. Esto nos mantiene anclados en el presente, en lo terrenal.

Después, imagina tu corazón conectándose con el centro del cielo, del universo, la fuente o como te guste llamarle. Esta conexión te conecta con tu ser interior, con tu esencia.

Cuando sientas tu corazón conectado a cielo y Tierra, imagina como la energía sube y baja de la Tierra al cielo, pasando por tu cuerpo, limpiándolo, revitalizándolo y equilibrándote."

Al acabar haz unas respiraciones antes de levantarte para integrar la nueva energía en ti.

Una vez explicado para qué perdonar, no culparse, o amarse a uno mismo y a los demás, dejamos unos ejercicios para practicar.

Aprender a perdonar

Puede parecer sencillo perdonar, pero en realidad la mayoría lo hacemos desde la mente, creyendo que lo hemos hecho bien. Pero es desde el alma, desde el corazón, donde realmente esas emociones son liberadas al completo. Por eso, si alguna vez has pedido perdón, o te han pedido perdón, hay que aprender a valorar si realmente te has liberado. Lo sabrás porque vuelves a sentir esa situación o a esa persona o personas sin dolor ni rencor, recordándolo como un aprendizaje superado. De hecho, te sientes en paz cada vez que recuerdas a esa persona o situación o la revives de nuevo.

Si necesitas perdonar y eliminar culpa hay que hacer un pequeño y sencillo trabajo interno en silencio y en soledad. Este ejercicio, perdona y elimina culpa a la vez pues casi siempre estas dos emociones van unidas. Te pedimos que aunque creas que no hay culpa en tu situación, lo hagas también para concluir definitivamente y de manera efectiva con toda emoción negativa.

Esta práctica se puede hacer en cualquier lugar, pero que no haya demasiado ruido externo.

Puedes ponerte música relajante.

«Acostados o sentados, empezaremos con 3 respiraciones profundas y visualizando una imagen que nos agrade, la que sea y aunque sea inventada, pero debemos empezar con una imagen que nos haga sentirnos relajados y en paz. La mantenemos unos segundos en la mente hasta que lleguemos a sentir esa serenidad.

Cuando nos sintamos relajados, vamos a visualizar enfrente de nosotros, como si fuera una película, la situación al completo de aquello que necesitamos perdonar. Es decir, si es una discusión con una persona, y recordamos el momento exacto, visualizaremos al máximo de detalle ese lugar, los edificios que había, las personas que pasaban, si había animales, coches.... Absolutamente todo lo que recordemos, lo meteremos en un escenario hecho por nuestra imaginación. Debemos recrear la situación lo más real posible.

A continuación ponemos a esa persona o personas en ese escenario y elimínanos su cuerpo físico dejando sólo su alma. Su alma es luz, por lo que podrás verla en forma de cuerpo, pero sólo de luz, o como bola de luz, etc...

La luz interior, de nuestra alma, puede variar de unas personas a otras, normalmente verán el alma blanca, pero puede ser de un color o varios colores.

Si la ves de color negro u oscuro, lo estás haciendo con la mente. Entonces, date un poco de tiempo hasta que veas la luz, hasta que la oscuridad se convierta en luz. Si no lo consigues, por alguna razón no estás preparado para perdonar. Deberás dejar el ejercicio y volver a intentarlo otro día.

Cuando hayas visualizado el alma de la otra persona o personas, nos pondremos nosotros también en ese escenario y haremos lo mismo, eliminaremos nuestro cuerpo físico dejando nuestra luz.

Ahora pensaremos en el perdón y uniremos el alma nuestra con el de la persona o personas implicadas con un tubo de luz. Puedes también imaginar como si la tocaras. Tranquilos, el alma no se queda enganchada ni unida para siempre. Es un ejercicio de perdón y el alma sabe perfectamente que esta haciendo. Si son varias almas iremos de una en una o incluso si son muchas puedes hacerlo con todas a la vez.

Entonces, una vez hayas tocado su alma o almas y pensando en el perdón, le preguntaremos *¿para qué* *tuvo que ocurrir esto?* Y esperaremos la respuesta. *¿Qué has aprendido tú con esta situación? ¿Y qué he aprendido yo de esta situación? ¿Cómo nos hemos ayudado a evolucionar?*

Entre pregunta y pregunta, relájate y respira. Sin prisa, siente qué te transmite esta alma (no la persona, sino el alma). Con estas preguntas te darás cuenta que toda situación lleva un aprendizaje positivo. Nos ayuda a mejorar si sabemos encontrar el "para qué" de lo que nos ha pasado.

Si no se siente en el momento ninguna respuesta, tranquilo, habrás tomado conciencia, pues el alma es sabia y sí que lo sabe.

Al final, siente y respóndete... *¿Qué me ha trasmitido este contacto?* Puede ser perdón, sabiduría, paz interior, crecimiento personal...etc

Después, desde el centro de tu luz, envía pequeños corazones a la otra alma o almas. Llénala/s de amor.

Y mientras los envías repítete...

(El siguiente párrafo puedes grabarlo antes o decirlo con tus palabras interiormente. No tienen porqué ser exactamente estas palabras, así que si sabes la esencia de lo escrito puedes decirlo con tu manera habitual de expresarte).

"Yo (tu nombre) me perdono por no haber sabido actuar de manera consciente y con amor en esta situación. Te pido (u os pido) perdón a ti (vosotros) y a todos los implicados. Pido que se eliminen las energías retenidas y que sean liberadas.

También, yo, desde el alma, sé que no necesito perdonarte porque sólo yo soy responsable de lo que siento y de todo lo que me afecta. Pero si necesitas mi perdón, te perdono por el daño causado y permito que se liberen las energías retenidas y enviadas todas a la luz divina.

A partir de ahora, pido luz y amor en este proceso evolutivo.

Pido también que toda culpa creada por nosotros sea transmutada.

Por todo ello, me siento ahora libre de cualquier energía negativa retenida sobre esta situación y doy las gracias por la ayuda y el aprendizaje de esta lección, dándola por terminada.

Si aun así, quedara pendiente algo que aprender, ruego se haga de la manera más sencilla y ligera y para el mayor bien de todos.

Gracias, gracias, gracias, que hecho está"

Ahora ya se puede desunir despacito el contacto entre el alma o almas, y agradecidos y llenos de amor, iluminaremos todo nuestro escenario de color violeta, que es energía transmutadora. Imaginaremos como esa alma vuelve a tener su cuerpo físico y nos sonríe agradecida. Después, nuestra alma, retoma también su cuerpo físico actual y le da las gracias a las personas, seres vivos y a todo lo que ha estado implicado en nuestra visualización.

Nos envolvemos también en el color violeta.

Sentiremos durante unos segundos el bienestar, la alegría y la paz de esta nueva energía. Y rellenando de luz violeta todo el escenario hasta que solo haya luz y ya no veamos ni a las personas ni a los edificios...etc, despacito y a nuestro tiempo, podremos abrir los ojos.»

Si son varias las situaciones desagradables vividas, por ejemplo con una persona, no visualizaremos todas las veces que necesitemos perdonar, sino que iremos a la «situación origen». Es decir, la primera vez que recordemos que algo ocurrió con esa persona. No es necesario que sea la primera vez que sucedió algo, sino la primera vez que se recuerde una situación desagradable con ella.

Una vez acabado el ejercicio comprobarás lo bien que te sientes.

Algo en ti ha sido liberado contribuyendo así a tu sanación.

Con poquito que hagamos para liberarnos de energías que ya no nos sirven, nos sentimos mejor, y esa sensación de mejoría, de bienestar, se irradia a los demás, y los demás la irradian a otros, y así sucesivamente, mejorando la energía del lugar que habitas y transmitiéndose hacía otras partes del mundo.

> ¿Acaso no es maravilloso saber que un pequeño acto de amor tuyo influye tanto en el bien común?

Ejercicios básicos para tomar consciencia

Estos ejercicios buscan tomar consciencia de los detalles pequeños que se nos escapan a diario por el ritmo de vida que llevamos.

El hacerlos, nos llevarán a otros niveles de pensamiento, ya que acrecentaremos nuestra capacidad de percepción. Agudizan nuestros sentidos, y nos enseñan a comprender.

Consisten en que un día lo dediques a uno de tus sentidos: el oído, el olfato, la vista, el sabor y el olor. También incluiremos el llamado sexto sentido, el sentir.

Los primeros cinco ejercicios se pueden hacer decidiendo cuál de los sentidos se quiere ejercitar primero. Sólo se pide que el "sentir" se deje para el último.

Ejercicio 1. Sentido del oído

Hoy nos dedicaremos a escuchar. Pero a escuchar de verdad.

Normalmente escuchamos a las personas atendiendo al móvil que suena, cocinando, ordenando algo...etc. Es decir, escuchamos a medias.

La rapidez con la que vivimos, a veces no nos permite pararnos al lado del que nos habla y escucharle dedicándole el tiempo que se merece y sin interrupciones. Hoy permítete escuchar de verdad a alguien que te habla. No le aconsejes, ni le des tu opinión (al no ser que la persona te lo pida), sólo escúchala y permítele a él/ella tener su tiempo para expresarse, sin paradas provocadas por nosotros.

Las primeras veces podrás encontrarte nervioso si no estás acostumbrado a dedicar tu atención plena a la escucha y sin hacer nada más que eso. Pero comprobarás, que ha merecido la pena porque dispondrás después de todo tu tiempo para dedicarte a otra tarea, como por ejemplo, cocinar. Porque si mientras cocinas, escuchas, tampoco dedicas tu atención plena a cocinar. Así que si haces primero una tarea, y luego la otra, entregándote sólo a una de ellas, habrás asignado su tiempo a cada una de las tareas, sin mezclarlas.

Esto no significa que si vas a escuchar a alguien conscientemente entonces no llegues al trabajo o no te dé tiempo a comer. Entonces hay que decirle a la persona que no puedes atenderle como te gustaría y que posponéis la conversación para otro momento. No debe preocuparte si la otra persona se va a molestar por decirle esto. A muchas personas nos puede resultar abrumador decir que no. Pero si lo dices con amor, la otra persona lo entenderá. Si se llegase a molestar, será un trabajo interno de la otra persona y ya no dependerá de ti.

Puede pasarnos que escuchamos a alguien sin tener el tiempo o las ganas por no atrevernos a decir "no". En ese caso, es nuestra salud la que pierde. Ser sinceros con nosotros mismos nos hace vivir más sanos.

La escucha es un acto social que une a las personas.

Si escuchamos con deseo a otra persona, ella se sentirá relajada a tu lado. Además te acordarás de sus comentarios al no tener la cabeza pensando en otras tareas. Escuchar te unirá a las personas y te hará sentirte acompañante de su camino evolutivo.

Te animo a que hoy «escuches» y notes la sensación de bienestar de haber hecho solamente eso, escuchar.

Ejercicio 2. Sentido del sabor

¿Saboreamos lo que comemos?

Hoy te propongo que cuando te sientes a comer, saborees la comida y la bebida, pero además, sin música, sin televisión, sin teléfono, sin nada que te distraiga. Prestando toda tu atención al acto de comer.

Ponte el plato delante, y espera unos segundos antes de empezar. Míralo, lleva todo un proceso el que esté en tu mesa. Ha habido personas, animales y plantas implicadas en ese plato.

> ¿Qué te parece dar las gracias a todos los seres vivos que han permitido que puedas hoy nutrirte?

Agradecer es un acto de amor y cargas con esta energía tus alimentos.

Por ejemplo:

"Doy las gracias a todos los seres vivos que han ayudado a que llegue hasta mí esta comida y bebida y me nutran".

También prueba a dedicar unos segundos a reflexionar sobre tu plato de comida. ¿Te ha costado mucho tiempo cocinarlo? ¿Te ha gustado cocinarlo? ¿Te has dedicado sólo a cocinar o también a estar pendiente del móvil, de la televisión, etc...? ¿Lo has cocinado con prisa?... Si has cocinado tranquila y en armonía esa comida transmitirá también parte de esa energía tuya.

Respondiéndote, te harás consciente de cómo has tratado a la comida mientras la cocinabas.

Una vez que empieces a comer, sólo haz eso, comer.

Mastica despacio, saboréalo, siéntelo... Permítete disfrutar de ese momento único e irrepetible.

Los sabores despiertan en nosotros diferentes reacciones. Es realmente maravilloso probar algo y disfrutarlo conscientemente.

Si no lo has cocinado tú, juega a averiguar que ingredientes lleva o no lleva el menú ese día. No te voy a proponer que saborees algo que te desagrade, pero si alguna vez pruebas algo que no te gusta, busca conscientemente que reacciones corporales sientes. Es una manera de conocer y sentir tu cuerpo a través del sabor.

A la hora de ir a comprar los alimentos y bebidas que van a integrarse con nuestro cuerpo físico y energético y van a formar parte de él, nuestra recomendación es que intentes comer lo más ecológico posible, sin obsesionarse, y con productos que no hayan sido sulfurados o inyectados o bañados en químicos. Es cierto que la comida está saturada de productos como ceras y transgénicos que les dan más belleza externa y anchura para que compremos por la vista, pero pierden su sabor, su olor natural y lo más importante, su energía vital.

Lo mismo ocurre con los animales y todo el proceso dañino que les hacen para convertirlos en nuestro alimento sin tener en cuenta su sufrimiento. La energía que lleva la carne del animal también se transmite a tu cuerpo al comerla. Por eso es importante conocer de donde proviene lo que comes. Cuando se produce un alimento en masa, ya sea vegetal o animal, conlleva un gran impacto medioambiental que no se tiene en cuenta. Infórmate en tu localidad sobre este tema para que puedas nutrirte sin hacer daño al medioambiente ni a los animales.

Solemos dar prioridad a los alimentos sólidos cuando en realidad nuestro cuerpo está compuesto de un 70% de líquido. De ahí, la importancia de masticar bien los alimentos. Cuanto más triturado o líquido entre el alimento a nuestro cuerpo, menos energía gasta en diluirlo y más enérgico te encontrarás.

Hoy, a parte de comer despacio, saboreando y disfrutando, prueba a no hablar con comida dentro de la boca. A veces aprovechamos la hora de la comida para contarnos novedades o charlar, pero sino se hace bien, llenamos el estómago de aire y de alimentos mal masticados, por lo que cuesta más al cuerpo digerir y le estamos dando trabajo extra.

Esto último parece sencillo, pero cuando nos preguntan algo, queremos contestar enseguida y lo que hacemos es tragar rápidamente para contestar o hablar con la boca llena para no hacer esperar al otro.

Prueba a comer conscientemente, y verás cómo tu cuerpo siente bienestar.

Al hacer esto, normalmente, no comemos de más, ya que nos percatamos de cuando es suficiente el alimento que ingerimos. Si comemos a gran velocidad y de manera inconsciente comemos grandes cantidades, más de las que necesitamos realmente.

No te preocupes si este ejercicio no puedes hacerlo totalmente correcto. Ves intentándolo un poquito cada vez, hasta que puedas comer lo más consciente posible día a día.

Ejercicio 3. Sentido del olfato

¡Hoy olfatea todo!

Sí. Olfatea la ropa, tu pelo, la comida, la piel de tu familia...y siente las sensaciones que te produce.

¿Has probado alguna vez a oler esa planta que tienes en el pasillo, o el peluche que agarra tu hija, o el libro que estás leyendo? Hoy huele, y después comprueba que sensaciones te produce y si las sientes en el cuerpo. Puedes comprobar la relación que hay con una olor agradable en tu cuerpo y que zona corporal se tensa con una olor desagradable.

No dejes de oler también lo que crees que es desagradable y sentir tus reacciones.

¡Pero acaba el día con un olor agradable!

Prueba también a sentir más de un olor a la vez. Puedes provocarlo tú acercándote dos olores distintos o simplemente salir a la naturaleza.

Después prueba con tres olores distintos, y así sucesivamente hasta donde quieras llegar.

Utilizamos muy poco la nariz para oler conscientemente pero es un órgano que nos transmite mucha información.

Si eres constante puedes lograr a desarrollar tu olfato de tal manera, que sin saber que estás oliendo pero comprobando tu reacción corporal transmitida por tu nariz, sabes si lo que te vas a encontrar o tienes delante es bueno para ti o no.

Hay personas que lo tienen tan desarrollado que son capaces de saber que algo agradable o desagradable van a sentir por la reacción del cuerpo al olor.

También hay personas que mientras canalizan o meditan, sienten olores maravillosos y huelen esencias de flores que no tienen presentes.

El olfato es una intuición más de la cual podemos acompañarnos y dejarnos guiar por ella.

Ejercicio 4. Sentido del tacto

¡A tocar y a sentir!

El sentido del tacto es bidireccional, a la vez que tocas también sientes.

Hoy prueba a tocar de todo, desde la ropa hasta un mueble, la comida, la piel de tu hijo o tu familia...y descubre qué te transmiten. Todo tiene energía y por tanto todo puede transmitir información.

Hemos perdido mucho el sentido del tacto. Y deberíamos tocarnos más. Empezando por ti. Toca tu cuero cabello y siente las sensaciones, un brazo otro brazo, una pierna otra pierna, sin olvidar manos y pies. Si tienes algún aceite esencial puedes ponértelo. Descubre en cada movimiento, como se movilizan tus músculos, y se activa tu cuerpo y se relaja. Es muy beneficioso a la vez que sanador, ya que al movilizar tu energía corporal no dejas que se quede estancada en ningún lugar concreto.

> Masajearse el cuerpo a diario es muy revitalizador y relajante a la vez.

No sólo hay que tocar, sino sentir lo que tocas.

Hoy siente todo lo que tocas, la textura del jabón, de la esponja, la piel de una patata...etc. Cualquier cosa o ser vivo. Descubre cómo algunas de ellas te resultan agradables y otras no tanto.

No te olvides de tocar a alguien con conciencia. Hazle un masaje aunque sólo sea de una parte del cuerpo como manos o pies, y observa cómo se siente y qué sientes tú. Al tocar también transmitimos con nuestras manos, por eso puedes hacer que una persona se sienta bien o no dependiendo si el masaje se lo das un día en que te encuentras enérgico y feliz o un día que te sientes bajo de energía.

Pero no sólo tocamos con las manos, sino con todo el cuerpo. Se puede sentir el frío de la ropa al contacto con la piel, la dureza de la silla al sentarnos, un zapato apretado... Prueba hoy a sentir todo lo que toque tu cuerpo, y comprobarás cuantas sensaciones se nos escapan a diario. Al sentirlas, puedes mejorar aquello que no te sienta bien e ir cambiándolo para tu bien mayor.

Ejercicio 5. Sentido de la vista

¿Qué ven tus ojos?

Normalmente vemos con los «ojos físicos».

Hagamos una prueba.

Vamos a admirar la belleza, por ejemplo de un pájaro. Míralo. ¿Qué ves? De manera general me contestarías: *"un animal pequeñito con plumas de color grisáceo, pico curvado...etc".*

Ahora, vuelve a mirar al pájaro observando más allá de su apariencia física y su exterior. ¿Qué ves ahora? ¿La belleza y perfección de cada pluma, de cada salto, de cada movimiento? ¿La capacidad instintiva de volar, hacer nidos, su lugar en el ciclo de la vida, la energía que emana...?

Este ejercicio consiste en "ver más allá" de lo que perciben nuestros ojos físicos.

> Existe la perfección y la belleza en todo, más allá de lo que vemos físicamente.

Esto incluye a los mosquitos, arañas...etc y animales, personas y plantas que nos produzcan rechazo. Hacer el ejercicio con los seres que no te gustan es un gran aprendizaje de aceptación, de descubrimiento, de reconocer que todos sin discriminación somos perfectos en el momento justo en el que nos encontramos.

Descubre hoy, "*mirándolos*", su belleza, y averigua qué sentido tienen en la Tierra porque si alguno de ellos dejara de existir, ya nada sería lo mismo.

Ejercicio 6. Sentir

Este es el verdadero sentido. No falla, no limita, no comete errores.

> Los sentidos físicos van unidos a la mente y debemos recordar como unirlos al corazón para usarlos con todo su potencial.

En el «sentir» están todos los sentidos unidos. Es desde aquí donde sabremos descubrir si lo que sentimos es desde nuestro ser.

Nacemos con este «sexto sentido» activado. Pero con el tiempo y el uso de los sentidos físicos, acabamos olvidándolo.

Sólo hay que recordar. Pero se debe practicar.

Para ello, cada día utilizaremos de nuevo los 5 sentidos. Uno por día. Pero esta vez, los usaremos uniéndolos con el corazón.

Consiste en hacer los ejercicios anteriores con los ojos abiertos y luego con los ojos cerrados para permitirte sentir qué es lo que te transmite a ti el objeto, la persona...etc.

Tómate tu tiempo. Estos ejercicios no están hechos para hacerlos rápido.

Prueba a hacerlos también con algo que te transmita desagrado o malas sensaciones. Es una manera de auto-conocernos. ¡Pero siempre acaba sintiendo algo que te transmita bienestar!

Recuerda, primero haz cada ejercicio con los ojos abiertos, y después como te indicamos a continuación.

Escribe las sensaciones, sentimientos y reacciones físicas que percibes tras cada práctica.

- Sentir lo que escuchas.

Con los ojos cerrados, escucharemos (prueba a hacerlo con música también), uniendo corazón y oídos con una luz blanca.

Sentiremos cómo nos hace sentir lo que estamos escuchando.

Presta atención a tus reacciones corporales y emociones y al finalizar escríbelas.

- Sentir lo que saboreas.

Con los ojos cerrados, saborearemos, uniendo corazón y boca con una luz blanca.

Sentiremos cómo nos hace sentir lo que comemos o bebemos.

Presta atención a tus reacciones corporales y emociones y al finalizar escríbelas.

-Sentir lo que hueles.

Con los ojos cerrados, oleremos, uniendo corazón y nariz con una luz blanca.

Sentiremos cómo nos hacen sentir los olores.

Presta atención a tus reacciones corporales y emociones y al finalizar escríbelas.

- Sentir lo que tocas.

Con los ojos cerrados, tocaremos, uniendo corazón, manos y piel con una luz blanca.

Sentiremos como nos hace sentir el tocar y el ser tocados.

Presta atención a tus reacciones corporales y emociones y al finalizar escríbelas.

- Sentir lo que ves.

Con los ojos cerrados, sentiremos uniendo corazón y ojos con una luz blanca y sentiremos qué nos transmite por ejemplo, ese pájaro que hemos observado antes.

Presta atención a tus reacciones corporales y emociones y al finalizar escríbelas.

Lee lo que has escrito y te sorprenderás de cómo eres capaz de sentir sensaciones que no te habrías nunca imaginado. De hecho, hay algunas que no se pueden describir con una palabra exacta.

Cuantas más veces hagas estos últimos ejercicios, más aprenderás a desarrollar tu intuición y a sentir con el corazón, despertando más tu percepción sensorial. Es desde este "sentir", desde el corazón donde hallaremos las respuestas acertadas para avanzar y evolucionar en el camino de la vida.

Hasta aquí hemos aprendido pautas diarias para comprender de manera consciente y desde el sentir las situaciones y detalles más comunes de nuestra vida.

Pero también es importante saber cómo aprender a liberar nuevas emociones negativas que por una determinada situación las hemos retenido y nos estén afectando e impidiendo avanzar en el amor y la alegría.

Vamos a aprender también algo muy importante, a equilibrarnos a diario.

Ejercicio de respiración para equilibrarse

Este maravilloso ejercicio nos ayuda a equilibrarnos de una manera rápida y eficaz. Se puede utilizar siempre que haya una emoción negativa en ti o alguna molestia corporal. Incluso puedes hacerlo con ansiedad, taquicardia, asma...etc. Reequilibra y reajusta en un instante tus cuerpos energéticos más cercanos. Es como un ejercicio de urgencia para momentos desesperados. Pero también es un eficaz chute energético por las mañanas. Si lo realizas nada más levantarte, empiezas el día con una energía renovada y limpia. Este ejercicio te hace sentirte en unos minutos equilibrado. Eso sí, después de realizarlo, depende de ti seguir manteniendo esa energía con tus pensamientos, actos...etc.

Puedes hacerlo tantas veces como desees en el día. No tiene contraindicaciones, pero si padeces de dolor cervical, te recomiendo que te sientes pegando la espalda a la pared, pues habrá un momento en que tendrás que echar la cabeza ligeramente hacia atrás.

Si te han intervenido quirúrgicamente de algún órgano, debes esperar unos cuarenta días para hacerlo.

(Este ejercicio podéis verlo en vídeo en mi página web www.terapiadelalma.com.es).

Se realiza sentado en una silla con las piernas en ángulo recto y brazos relajados.

Consta de tres respiraciones. La primera se hace con la parte baja del abdomen, la segunda con la parte media del tórax y la tercera con la parte alta del tronco, donde se localizan las clavículas.

Las tres respiraciones se harán primero con la cabeza recta, después con la cabeza mirando hacia abajo relajadamente, y después con la cabeza ligeramente hacia atrás.

Acabaremos con una respiración normal y con la cabeza recta.

La importancia del ejercicio está en la espiración, cuando soltamos el aire.

Las respiraciones serán profundas pero sin forzar, y soplaremos el aire con la boca abierta y relajada hasta que no podamos soltar más aire. Eso es lo esencial, soplar el máximo que se pueda pero despacio. Todo el aire que soltemos forzando es aire retenido en nuestros alvéolos. Al soplarlo, eliminamos energía retenida, para renovarla con nuevos átomos de aire.

Después de la explicación, os comento como realizarlo correctamente.

«Sentados, con la cabeza recta y brazos relajados, inspiramos con el abdomen y soplamos hasta que no podamos más, seguidamente respiramos con la parte media del tórax y soplamos de nuevo al máximo para volver a respirar, pero esta vez, intentando hinchar la parte alta de los pulmones y soplando de nuevo todo el aire que podamos. Cuando vayamos a volver a respirar con el abdomen bajaremos la cabeza dejándola relajada. Y respiraremos y soplaremos las 3 veces (abdomen-tórax y zona clavicular) con la cabeza hacia abajo. Seguidamente, cuando iniciemos a respirar de nuevo con el abdomen, echaremos la cabeza ligeramente hacia atrás. Es suficiente con un poco de inclinación, continuando con las tres respiraciones (abdomen-tórax y zona clavicular). Y cuando acabemos, pondremos la cabeza recta y haremos una o dos respiraciones normales.

Al acabar el ejercicio, o incluso durante el mismo, puedes tener ganas de bostezar o incluso toser. Hazlo normalmente y continúa respirando si no habías acabado.

Al finalizar, quédate unos segundos sentado mientras tu energía termina de reajustarse y tomar su lugar».

Después simplemente comprueba la sensación de bienestar que queda.

Ejercicio para liberarse de nuevas emociones negativas

Hemos hablado antes sobre como limpiarnos de una manera rápida de una emoción superficial de malestar por hacer algo que no nos apetecía. Pero ¿y qué ocurre si de manera repentina y sin esperarlo nos encontramos con una nueva emoción desagradable?

Ahora os enseñaré a como liberarnos de estas nuevas emociones.

¿A que llamamos nuevas emociones negativas?

A aquellas que se nos crean por un enfado repentino, una noticia inesperada que vivimos como negativa, un susto...etc.

Esta emoción creada de golpe, debe ser liberada cuanto antes mejor para impedir que se quede instaurada en el cuerpo físico a través de un pensamiento negativo continuo o dejando que la emoción nos afecte por un período largo de tiempo. Porque entonces habría que hacer una limpieza más profunda o una terapia.

Para ello, tenemos un sencillo ejercicio.

Por ejemplo, imaginemos que nos han dado sin esperarlo lo que nosotros creemos una mala noticia, "nos han despedido del trabajo". Si no aceptamos esta situación o noticia como parte natural de nuestra evolución, podemos empezar a creer *"que ya no vamos a salir adelante, que no podremos pagar el alquiler, que mi familia va a pensar que no soy buen trabajador...etc."*, creando así un círculo de energía negativa cada vez mayor, que lo único que hará, será atraer situaciones negativas o pequeñas enfermedades sino dejamos de recrearnos en ese momento de dolor interno.

Ante lo que nosotros llamamos una «mala noticia o mala situación repentina y/o inesperada» haremos lo siguiente.

Lo que primero nos ocurre es que nuestro cuerpo es afectado con sensaciones físicas como tensión corporal, taquicardia, nerviosismo...etc, y nuestra mente deja de pensar con normalidad para centrarse en lo que nosotros creemos es el problema. Así que debemos equilibrarnos.

Empezaremos haciendo el "ejercicio de respiración para equilibrarse" que hemos explicado antes.

De manera instantánea sentiremos nuestro cuerpo

más ligero y equilibrado y estaremos preparados para darle luz.

Ahora, imaginamos como desde el centro de la tierra, un tubo de luz viene hacia nosotros, hasta el primer chakra[1]. Este tubo se llena de raíces energéticas y nos mantiene firmes en la tierra y en el momento presente. Esto es importante para no dejar volar nuestra imaginación con negatividades. Primero dejaremos que desde nuestro cuerpo bajen por ese tubo y esas raíces nuestros miedos, nuestros pensamientos negativos, inseguridades, preocupaciones...etc,.

La madre Tierra es una gran transmutadora de estas energías.

Y después nos llenaremos de una luz roja muy brillante que proviene del centro de la tierra hacia nosotros por el tubo de luz y sentiremos que la tierra nos ofrece absolutamente todo lo que necesitamos a través de esa luz roja brillante. Gracias a la tierra nos alimentamos, nos cobijamos...etc. Ella es la que nos ofrece los alimentos, protección... Así que le daremos las

---

[1] Dibujo de la situación de los chakras en el cuerpo humano en la página 74

gracias y nos sentiremos merecedores de todo lo bueno y maravilloso.

Si estamos preocupados porque creemos que nos va a faltar paz, ilusión, dinero, amor...etc, sentiremos como la Tierra especialmente nos ofrece todo eso con su luz y se lleva nuestros miedos y preocupaciones.

Después, nos imaginaremos como nos vienen rayos solares hasta el séptimo chakra[2] y entran por nuestra cabeza impregnando de su energía todo nuestro cuerpo. Da igual si ese día no se ve el sol, el sol está aunque no lo veamos. Le agradecemos su energía que nos permite existir, y nos sentiremos merecedores de la salud, la prosperidad y el amor incondicional. Envueltos en la luz de la tierra y en la energía del sol y dándoles las gracias y sintiéndonos merecedores de lo que nos ofrecen, abriremos los ojos y esperaremos unos segundos antes de levantarnos para dejar que se reintegre la nueva energía en nosotros.

Este ejercicio nos ayudará a gestionar las emociones negativas repentinas y a mejorar nuestra calidad de vida diaria. No dudes en hacerlo

---

[2] Dibujo de la situación de los chakras en el cuerpo humano en la página 74

tantas veces como lo necesites, pues acabas con una energía renovadora.

Como veis en esta práctica es muy importante que nos sintamos merecedores de todo lo bueno. Si no lo sentimos así bloqueamos la energía del merecimiento y no fluirá la prosperidad en nosotros. Igualmente, al no permitir este fluir estamos bloqueando también la prosperidad al resto de las personas. Independientemente de cómo hayamos decidido sentirnos días o años atrás, debemos permitirnos ahora ser como antenas receptoras de amor, prosperidad, abundancia, alegría...etc. Cuanto más recibamos, más podremos ofrecer. Si no somos capaces de sentirnos merecedores, por mucho que el universo, las personas o los seres vivos nos ofrezcan, no podremos recibirlo en su totalidad.

Puedes escribirte lo siguiente en un folio...

ME SIENTO MERECEDOR DE TODO LO BUENO Y MARAVILLOSO QUE ME OFRECE LA VIDA

Pinta corazones en ese mismo folio y haz dibujos que te produzcan alegría, entusiasmo y te hagan sentir merecedor.

Pon este folio en uno o varios lugares que puedas leerlo fácilmente de manera que poco a poco se incorpore a tu vida diaria esta energía.

Variación del ejercicio para liberarse de nuevas emociones negativas

Si en algún momento volvemos a pensar de nuevo en una misma situación que nos produce emociones negativas, haremos el mismo ejercicio de antes, pero esta vez con una variación al final de la visualización.

Diremos una cosa positiva que nos ha aportado esa situación. Encuentra algo positivo. Siempre lo hay.

Por la noche, antes de dormir, volveremos a pensar en una cosa positiva de esa situación, y otra del día en general. De esta manera no dejaremos a la emoción negativa que se instaure.

Si aun así no nos sentimos capaces, y necesitas ayuda para liberar la emoción, no dudes en contactar con algún profesional que pueda guiarte.

Cada persona necesita un tiempo para calmar emociones negativas. No te obsesiones si tardas algo más de lo que te gustaría. Simplemente permítete sentirte molesta o triste pero sin alargarlo en el tiempo e intentando no juzgar ni criticar a nadie. Antes de 21 días sería recomendable que hicieras los ejercicios para no permitir al pensamiento negativo que se te apodere. Recuerda cambiarlo siempre por otro más positivo que te permita aprender lo bueno de la situación y así dar por concluido el aprendizaje.

Epílogo

Cada uno de nosotros, somos capaces de hacer y conseguir lo que nos propongamos. Sólo que debemos reconocer nuestras capacidades y saberlas utilizar conscientemente.

Reconociendo también que todo a nuestro alrededor tiene vida y de que estamos en continua conexión y comunicación con todo lo que nos rodea, podemos ser responsables de lo que nosotros transmitimos y comunicamos hacia el exterior y hacia nuestro interior. Porque nuestro cuerpo está vivo, escucha cuanto pensamos y sentimos, y se manifiesta y se comporta según tú le estas diciendo con tu lenguaje verbal y no verbal. La vida es movimiento y nuestras células, y nuestro organismo están en continua vibración sincronizada. Si queremos estar equilibrados y sanos, debemos transmitirnos a nosotros mismos, a nuestras células, a nuestro corazón, todo el amor del cual somos merecedores. Porque todos y cada uno de nosotros merecemos vivir en amor. Eso significa, saber actuar, pensar y hablar desde el amor, desde ese lugar donde sólo encontraremos el entusiasmo de sentirnos responsables de nuestra felicidad.

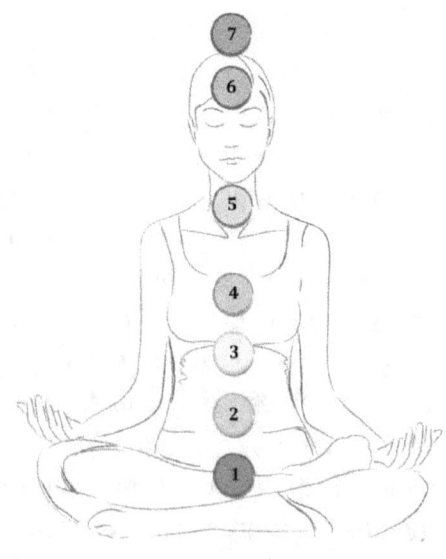

Dibujo de los 7 charkas principales en el ser
humano

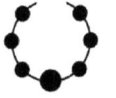